I0425591

WIE MAN KÖRPERFETT VERLIERT UND SEIN GEWICHT HÄLT

KILOS VERLIEREN OHNE RÜCKPRALLEFFEKT, BAUCH- UND BEINFETT BESEITIGEN, KALORIEN SCHNELL UND AUF NATÜRLICHE WEISE VERBRENNEN

Jessy M. Brown

Erste Ausgabe

Inhaltsverzeichnis

Einführung

Eine Gewichtsabnahme kann nicht im Handumdrehen erreicht werden. Bevor du dein ultimatives Ziel erreichst, musst du präzise Schritte unternehmen und deinen ungesunden Lebensstil loswerden. Abhängig von Ihren bevorzugten Schemata kann die Gewichtsabnahme einfach oder kompliziert sein.

Die Gewichtsabnahme erfordert eine Reduzierung der Kalorienzufuhr. Die meisten Menschen versuchen, durch Bewegung oder Ernährung abzunehmen.

Jede Person hat ihren eigenen Grund für die Entscheidung, Gewicht zu verlieren. Einige von ihnen wollen ihr Selbstvertrauen entwickeln oder attraktiver aussehen, während andere nur gesund und fit bleiben wollen. Welche Gründe auch immer du hast, es gibt keinen Grund zur Sorge. Das Erreichen eines perfekten Körpers und Gewichts kann ohne komplizierte Eingriffe erfolgen. Es geht darum, wie Sie sich beherrschen und motivieren, einen gesunden Lebensstil zu führen.

Um mehr über Gewichtsabnahme und -erhaltung zu erfahren, wird dieses Buch als Ihr endgültiger Leitfaden dienen. Dadurch haben Sie die Möglichkeit, Ihre grundlegenden Fakten zu erkennen. Also fangen Sie an, dieses Buch zu lesen und verbessern Sie Ihre Gewichtslage und Ihren Lebensstil.

Die Realität der Gewichtsabnahme

Ob Sie in Form bleiben, Ihren Körper in einen perfekten verwandeln oder sexier aussehen wollen, Sie müssen das ganze Konzept der Gewichtsabnahme verstehen. Wenn Sie regelmäßig Gesundheitsnachrichten lesen, werden Sie wahrscheinlich erkennen, dass die Rate der Fettleibigkeit tendenziell steigt. Dieser alarmierende Zustand hat die Angehörigen der Gesundheitsberufe und - organisationen geweckt. Dadurch bieten sie angemessene Beratung und Lösungen zur Lösung dieses Problems. Die Hilfe dieser Gesundheitsbehörden reicht jedoch nicht aus.

Wenn du wirklich dein Gewicht reduzieren willst, musst du dir selbst helfen. Sie müssen sich Ihres Lebensstils und Ihrer täglichen Aktivitäten bewusst sein.

Gewichtsverlust bezieht sich auf eine Reduzierung der gesamten Körpermasse, die durch einen Verlust von Skelettmuskel und Körperfett gekennzeichnet ist. Dieser Begriff kommt in zwei Arten:

- Absichtliche Gewichtsabnahme - Wenn eine Person absichtlich ihr Gewicht reduziert, plant sie oft eine Diät oder ein Trainingsprogramm. Diese Programme sind so konzipiert, dass sie in kurzer Zeit eine bestimmte Menge an Gewicht verlieren.

- Unbeabsichtigte Gewichtsabnahme - Die Gewichtsabnahme kann versehentlich sein, wenn eine Person an einem unbehandelten Gesundheitsproblem leidet. Typische Beispiele dafür sind Diabetes, Stress, Angst und vieles mehr.

Wie Experten sagen, bietet die Gewichtsabnahme mehrere Vorteile. Neben einem beeindruckenden Auftritt haben Sie auch die Möglichkeit, länger zu leben. Adipöse Menschen leiden oft an mehreren Krankheiten wie Diabetes, Bluthochdruck, Herzerkrankungen und Krebs.

> ## *Überlegungen und Tipps zur Gewichtsabnahme*

Selbst wenn Sie sich dafür entscheiden, sofort abzunehmen, ist es wichtig, Schockdiäten, Modeerscheinungen, häufiges Fasten und andere Maßnahmen zur intensiven Gewichtsabnahme zu vermeiden. Diese Pläne können Sie einem Risiko für gesundheitliche Probleme aussetzen.

Zum Beispiel, Menschen, die Abführmittel während der Diät verwenden, können Dehydrierung, Nierenprobleme, Herzprobleme und Darmschäden entwickeln.

Der beste Weg, mehr Gewicht zu verlieren, ist eine Diät zu essen, die die richtigen gesunden Lebensmittel abdeckt.

Dies kann helfen, die Körperfunktion aufrechtzuerhalten und gleichzeitig das Gewicht zu reduzieren. Bevor Sie eine Aktivität durchführen oder an einem Programm teilnehmen, sollten Sie sich unbedingt an Ihren Ernährungsberater oder Arzt wenden.

Wenn Sie einen Plan zur Gewichtsabnahme erstellen, sollten Sie immer die richtige Bewegung einbeziehen. Neben der Kalorienverbrennung durch intensive körperliche Aktivität entwickelt das regelmäßige Training einen ruhigen Stoffwechsel. Daher kann es dem Körper helfen, mehr Kalorien zu verbrennen, während er normale Aktivitäten ausführt.

Wie kann man das Körpergewicht kontrollieren?

Nicht jeder weiß, wie man abnimmt. Manchmal verlassen sie sich einfach auf mehrere Programme, die darauf abzielen, mehr Körperfett abzubauen und eine perfekte Figur zu erreichen. Bevor Sie anfangen, Ihr Fett zu reduzieren, müssen Sie zuerst die grundlegenden Fakten der Gewichtskontrolle verstehen.

Gewichtsmanagement ist definiert als ein nachhaltiger Ansatz für einen gesunden Lebensstil. Es umfasst ein Gleichgewicht zwischen körperlicher Bewegung und gesunder Ernährung, um die Energieaufnahme und den Energieverbrauch zu verbinden. Das Verständnis der Bedürfnisse des Körpers ist für die Gewichtskontrolle unerlässlich. Es kann auch den Über- oder

Unterkonsum von Lebensmitteln kontrollieren.

Ernährungswissenschaftler behaupten, dass Gewichtsmanagement keine Modeerscheinungen abdeckt. Es konzentriert sich oft auf die langfristigen Ergebnisse, gefolgt von der Aufrechterhaltung des Körpergewichts. Wenn Sie Ihr Gewicht kontrollieren, können Sie nicht nur eine perfekte Figur erreichen, sondern auch chronischen Krankheiten vorbeugen.

> ## *Gewichtskontrollmethoden*

Gewichtsmanagement gibt es in verschiedenen Methoden. Einige sind leicht nachvollziehbar, während andere eine ständige Überwachung und strenge Durchsetzung erfordern. Für weitere Informationen über diese Systeme, hier sind einige ihrer verschiedenen Methoden, die Sie kennen sollten:

- Mehr Proteinzufuhr -
Lebensmittelspezialisten sagen, dass die

Proteinzufuhr beim Frühstück eine größere Wirkung hat als bei nachfolgenden Mahlzeiten. Es hat auch eine größere thermogene Wirkung als Fette und Kohlenhydrate. Wenn Sie zum Frühstück proteinreiche Lebensmittel essen, hilft dies, die Glukagonaktivität zu erhöhen.

- Verwenden Sie kleinere Teller - Durch die Verwendung kleinerer Teller hilft es Ihnen, kleinere Mengen an Lebensmitteln zu konsumieren. Daher werden Möglichkeiten beobachtet, weniger Kalorien zu konsumieren. Wenn Sie weiterhin größere Gerichte verwenden, werden Sie immer versucht sein, größere Mengen zu konsumieren, was zu einer Gewichtszunahme führt.

- Verzehr kalorienarmer Lebensmittel - Eine durchschnittliche Abnahme der Kalorienzufuhr führt immer zu einer langsamen Gewichtsabnahme. Salat, Brokkoli, Grapefruit, Blumenkohl und andere kalorienarme Lebensmittel werden empfohlen.

- Mehr Milchprodukte essen - Die
meisten Ernährungswissenschaftler sagen,
dass der Konsum von Milchprodukten das
Körperfett reduzieren kann. Dies
geschieht, weil eine größere Menge an
Kalzium in der Nahrung die Menge an
Energie und Fett entwickelt, die dem
Körper entzogen wird.

*- Hören Sie auf, Soda oder
zuckerhaltige Getränke zu trinken -*
Einer der Hauptfaktoren, die zur
Gewichtszunahme beitragen, sind
zuckerhaltige Getränke. Auch wenn diese
Getränke lecker und harmlos erscheinen,
bestehen kohlensäurehaltige Getränke aus
einer großen Menge an Kalorien. Um
Kalorien zu vermeiden, sollten Sie immer
mehr Wasser trinken. Experten
empfehlen, acht bis zehn Gläser Wasser
regelmäßig zu trinken.

- Richtiges Schlafen - Da die meisten
Menschen damit beschäftigt sind, ihre
persönlichen Aktivitäten zu erledigen,
vernachlässigen sie oft die richtigen

Schlafgewohnheiten. Wenn Sie rechtzeitig schlafen, hilft es, den Stoffwechsel zu steigern und den Körper zu entlasten. Diese Aspekte stehen im Zusammenhang mit der Gewichtsabnahme und dem schnellen Stoffwechsel.

Mit Ihrem Verständnis dieser Systeme können Sie Methoden entwickeln, die helfen, Fett abzubauen und einen gesunden Lebensstil zu erhalten.

Modische Diäten

Alle Menschen, die Körperfett reduzieren wollen, sind bereit, mehrere Diäten auszuprobieren, die sie in beliebten Fernsehsendungen, Zeitschriften oder Büchern gesehen haben. Die meisten dieser Diäten versprechen perfekte und schnelle Ergebnisse. Heute sind diese Diäten als "Fad Diäten" bekannt. Was sind diese Modeerscheinungen und wie effektiv sind sie?

Fad Diäten beziehen sich auf jedes Diätprogramm oder jeden Plan, der behauptet, die neuesten Geheimnisse der Gewichtsabnahme entdeckt zu haben. Diese Diäten werden immer beliebter, weil sie schnelle Ergebnisse versprechen, einfache Verfahren bieten und erschwinglich sind.

Die meisten Fad-Diäten basieren auf

Makronährstoff-Manipulationen. Sie
bestehen aus einer kalorienarmen
Aufnahme, um ihre
Gewichtsabnahmeeffekte zu erzielen.
Darüber hinaus werden sie nicht durch
rigorose wissenschaftliche Forschung
unterstützt und können für Ihre
Gesundheit schädlich sein. Einige
Modeerscheinungen schränken die
Gesamtenergieaufnahme ein. Sie
reduzieren auch die Aufnahme von
Kohlenhydraten für eine schnelle
Gewichtsabnahme.

*Die 3 Modetrends, die wirklich
funktionieren.*

Wenn Sie bereit sind, Modediäten zu
praktizieren, müssen Sie wissen, welche
Arten von Diäten funktionieren und welche
nicht. Als zusätzliche Anleitung finden Sie
hier die drei Diäten, die wirklich
funktionieren:

1. *Master Cleanse Diet Lemonade* -
Studien haben gezeigt, dass es

Prominente gibt, die diesen Plan umsetzen. Diese Diät beinhaltet den exklusiven Verzehr von Limonadenreiniger auf Basis von Zitronen, Wasser, Ahornsirup und Cayennepfeffer. Im Vergleich zu anderen Methoden ist es ziemlich schwierig, da es nicht notwendig ist, irgendwelche Lebensmittel zu essen.

2. Kalorienarme, fettarme Diäten - Diese Diät kommt mit einer kalorienarmen Aufnahme. Es führt auch zu einer Gewichtsabnahme, aber Sie müssen strenge Methoden befolgen. Allerdings müssen Menschen auf dieser Diät ihre tägliche Nahrungsaufnahme kontrollieren. Wenn nicht, können sie leicht an Gewicht zulegen.

3. Eiweißreiche, kohlenhydratarme Ernährung - Die bekannteste eiweißreiche, kohlenhydratarme Ernährung ist die Atkins-Diät. Fördert die vollständige Ausscheidung von Kohlenhydraten. Daher bietet es eine schnelle Gewichtsabnahme und eine gesunde Körperkondition.

Einige Leute glauben, dass Modediäten sehr gesundheitsschädlich sind. Dies ist jedoch nicht immer der Fall. Es ist einfach, wie man die beste Modeerscheinungsdiät wählt, die auf dem Markt erhältlich ist. Wenn Sie planen, eine Modeerscheinung zu praktizieren, erwarten Sie die folgenden Vorteile:

- Motivation - Die ultimative Herausforderung beim Abnehmen ist es, motiviert zu bleiben. Wenn Sie Ihre Bewegungs- und Essgewohnheiten ändern, brauchen Sie ein großes Engagement. Manchmal, wenn Sie bemerkt haben, dass die Ergebnisse zu langsam sind, können Sie sich entmutigt oder frustriert fühlen. Wenn Sie jedoch den Prozess fortsetzen, werden Sie feststellen, dass Sie mehr Fett abbauen und den perfekten Körper haben, den Sie wollten.

- Bietet gute Gesundheit - Fad Diäten

wie Rohdiäten eliminieren alle Lebensmittel, die verarbeitet oder gekocht werden. Sie konzentrieren sich auch auf den Verzehr von frischem Gemüse und Obst. Die Atkins-Diät hingegen hilft, die Kohlenhydrataufnahme zu reduzieren. Der Schlüssel zu guter Gesundheit ist es, eine Vielzahl von Lebensmitteln zu essen, die reich an Vitaminen und Nährstoffen sind.

- Bewusstsein - Eine Modeerscheinung kann dazu führen, dass Sie sich aktiv oder energisch fühlen. Welche Art von Modeerscheinung Sie auch immer praktizieren, Sie sollten sich immer der verschiedenen Lebensmittel bewusst sein, die Sie essen müssen. Sie werden auch wissen, welche Lebensmittel perfekt für Ihren Körper sind und welche nicht.

Mit großen Informationen über diese Modeerscheinung Diäten, können Sie leicht entscheiden, welche von ihnen den Bedürfnissen Ihrer gesunden Körperkondition entspricht. Nachdem Sie die besten Diäten gefunden haben, sollten

Sie jeden Schritt befolgen und sich Ihres täglichen Lebens bewusst sein.

Alles über Übungen

Bewegung und Gewichtsabnahme drehen sich um ein Wort: Kalorien. Obwohl die Menschen zum Überleben Nahrung brauchen, gibt es immer eine Einschränkung. Sagen wir zum Beispiel, dass ein übermäßiger Konsum von Kohlenhydraten nicht ratsam ist. Um mehr Fett zu verbrennen, müssen Sie ein paar Übungen machen. Ob Sie eine sanfte oder intensive Routine wünschen, Sie sollten immer Ihre Verfahren befolgen.

Eine ideale Gewichtsverlustübung beinhaltet eine Kombination aus Krafttraining und Aerobic. Experten sagen, dass, wenn Sie jeden Tag Sport treiben, Sie eher Ihr Gewicht länger halten und einen gesünderen Körperzustand erreichen.

Da es mehrere Übungen zur

Gewichtsabnahme gibt, können einige von Ihnen es schwierig finden, eine zu wählen. Um dieses Problem zu lösen, hier sind die wenigen Trainingsmethoden, die Sie befolgen sollten:

- *Aerobic* - Dies ist eine Art von Übung, die die Atmung und die Herzfrequenz über einen kontinuierlichen, anhaltenden Zeitraum entwickelt. Typische Beispiele für diese Übung sind Schwimmen, Radfahren, Treten und Gehen. Für beste Ergebnisse kannst du mindestens zwei oder drei Übungen pro Tag machen.

- *Herz-Kreislauf-Übungen mit Geräten* - Maschinen können mehrere Herz-Kreislauf-Übungen anbieten. Die häufigsten Beispiele sind Ellipsentrainer, Kletterer, adaptive Bewegungstrainer und vieles mehr. Die meisten dieser Geräte helfen bei der Überwachung Ihrer Herzfrequenz und reduzieren gleichzeitig mehr Körperfett.

- *Krafttraining* - Dies ist perfekt für

jedes Alter und gilt als wichtiger Bestandteil der Fitness. Ob Sie nun Gewichtheben oder Gewichtheben üben möchten, Sie können helfen, die Muskelmasse zu erhöhen oder zu erhalten. Sie können auch das Gewicht reduzieren und eine gesunde Körperkondition entwickeln.

Abgesehen von den oben genannten, gibt es mehrere Gewichtsverlust Übungen. Tatsächlich gibt es einige Leute, die es vorziehen, mehrere Fitnessstudios zu betreten. Für diejenigen, die viel zu tun haben, machen sie lieber intensive Übungen zu Hause.

Während Sie weiter trainieren, steigt Ihre Herzfrequenz tendenziell an. Dadurch entwickelt sich auch Ihr Stoffwechsel und die Chancen, mehr Fette zu verbrennen, steigen stark. Für jede Minute des Trainings kannst du eine bestimmte Menge an Kalorien verbrennen. Der Kalorienverbrauch hängt davon ab, wie dynamisch Ihre Bewegung ist. Studien haben gezeigt, dass je mehr Kalorien Sie während des Trainings verbrennen, desto mehr Kalorien werden Sie haben. Daher können Sie in kurzer Zeit mehr Gewicht verlieren.

Darüber hinaus wird die Glukose beim Weitermachen des Trainings langsam abgebaut. Der Körper greift dann auf seinen Fettspeicher zurück und verbrennt das innere Fett, um Energie zu produzieren, die die Glukose ersetzt. Dies bedeutet, dass, wenn Sie mehr Fett verbrennen, werden Sie Gewicht verlieren wird spürbar sein.

Selbst wenn es mehrere Gewichtsverlustübungen gibt, fällt es einigen immer noch schwer, ihr Endziel zu erreichen. Wenn Sie einer von ihnen sind, ist die beste Option, die Sie wählen sollten, ein Tagebuch zu führen. In deinem Tagebuch musst du deine täglichen Aktivitäten aufschreiben. Sie sollten auch die verschiedenen Lebensmittel, die Sie während des

Trainings essen müssen, im Detail beschreiben. Um sicherzustellen, dass Sie Ihren Trainingsplan einhalten, müssen Sie sich selbst ermutigen. Sie können auch die vielen Gründe auflisten, warum Sie abnehmen möchten. Auf diese Weise werden Sie immer wieder dazu inspiriert, die notwendigen Aktivitäten durchzuführen.

Die Rolle der Emotionen bei der Gewichtsabnahme

Ob Sie es glauben oder nicht, Ihre Emotionen spielen eine wichtige Rolle bei Ihrer Gewichtszunahme. Manchmal ziehen depressive Menschen es vor, mehr zu essen, um das Gefühl des Unbehagens zu lindern. Andere wenden sich auch dem Essen zu, um sich wohl zu fühlen, besonders wenn sie durch ihre Arbeit gestresst und frustriert sind. Infolgedessen kann diese Aktion zu einer Gewichtszunahme führen. Es wird gesagt, dass, je mehr Sie verstehen, wie sich Emotionen auf Ihre Essgewohnheiten auswirken, desto besser vorbereitet sind Sie darauf, einige der Hindernisse zu überwinden, denen Sie bei der Kontrolle Ihrer täglichen Nahrungsaufnahme gegenüberstehen.

Emotionales Essen bezieht sich auf den Akt des Essens, um sich besser zu fühlen. Die meisten Menschen sehen in der Nahrung mehr als nur eine Quelle körperlicher Energie. Manchmal essen sie gerne, vor allem in der Freizeit. An dieser Gewohnheit ist nichts auszusetzen. Allerdings sollten Sie immer Ihre Grenzen kennen, wenn es um die Nahrungsaufnahme geht.

Menschen essen oft, um mit ihren schlechten Gefühlen fertig zu werden. Diese Gewohnheit kann jedoch zu schweren Essstörungen, Depressionen, Übergewicht und Gewichtszunahme führen. Wenn Sie keine gesundheitlichen Probleme aufgrund übermäßiger Nahrungsaufnahme haben wollen, müssen Sie Wege finden, dieses Problem zu lösen.

> ## ➢ *Wie bekämpft man emotionales Verlangen?*

Einige Menschen haben Schwierigkeiten, ihre Emotionen und Essgewohnheiten zu kontrollieren. Wenn du einer von ihnen bist, solltest du immer die verschiedenen Strategien zur Gewichtskontrolle kennen. Zu deiner Orientierung, hier sind sie:

- ***Bewerten Sie Ihren Hunger*** - Bevor Sie mit dem Essen beginnen, bewerten Sie Ihren Hunger. Von 1 bis 10 sind zehn Skalen die höchsten und es bedeutet, dass du voll bist. Wenn du bemerkst, dass dein Hunger zwischen 3 und 10 liegt, musst du das Essen vermeiden. Du kannst nur dann genügend Nahrung zu dir nehmen, wenn der Hungerpegel 1 oder 2 ist.

- ***Umgang mit anderen beruhigenden Aktivitäten*** - Anstatt mehr Essen zu essen, während Sie gestresst sind, versuchen Sie, nach alternativen Aktivitäten zu suchen, die Ihren aktuellen Zustand lindern können. Typische Beispiele sind das Hören Ihrer Lieblingsmusik, das Spielen eines Musikinstruments, das Chatten mit Freunden oder das Spazierengehen.

- Tägliche Übung - Es ist unbestreitbar, dass regelmäßiges Training zur Gewichtsreduktion beitragen kann. Aber es kann auch helfen, mit Angst und Stress umzugehen. Durch tägliche Bewegung können Sie übermäßiges Essen vermeiden. Daher können Sie Ihre Emotionen leicht verwalten, während Sie Ihren Gesundheitszustand entwickeln.

- Verwenden Sie Drei-Lebensmittel-Interferenz - Dieses Schema wird erstellt, indem Sie zuerst drei Arten von nahrhaften Lebensmitteln essen, bevor Sie Ihre Lieblingsspeisen essen. Typische gesunde Lebensmittel sind Gemüse, Joghurt, Obst und vieles mehr.

Wie du sehen kannst, gibt es mehrere Möglichkeiten, mit deinen Emotionen umzugehen. Ob du depressiv bist oder an einem emotionalen Problem leidest, du musst nicht immer und immer wieder essen. Sobald du weißt, wie du mit deinen Emotionen umgehen musst, wirst du nicht versucht sein, mehr Essen zu essen.

Wie kann man sich Ziele setzen?

Wenn du abnehmen willst, musst du dir dein ultimatives Ziel setzen. Sie müssen auch Ihre Ziele erreichen, egal was es kostet. Er sagt, dass sich das Setzen realistischer Ziele vor Beginn eines Gewichtsverlustplans als effektiv erwiesen hat.

Manchmal finden es Menschen schwierig, Gewichtsabnahme- und Wartungsziele festzulegen. Anstatt sich über dieses Thema Gedanken zu machen, ist eine genaue Recherche eine ideale Option. Sie können auch Hilfe von vertrauenswürdigen Experten und Freunden für weitere Details einholen.

Die genauen Schritte zur Festlegung der Gewichtsabnahmeziele sind nicht allzu kompliziert. Ob Sie ein Anfänger sind oder nicht, Sie können ganz einfach Ihren eigenen Plan erstellen. Für weitere Details, hier sind einige Schritte, die du kennen solltest:

Schritt 1: Beginnen Sie, kleine tägliche Ziele zu setzen - Bevor Sie versuchen, mehr Pfund zu verlieren, ist Ihr erstes Ziel, mindestens ein Pfund pro Woche zu verlieren. Dies ist einfacher zu erreichen, als im Handumdrehen mehr Gewicht zu reduzieren. Um dieses Ziel zu erreichen, musst du deinen Geisteszustand herstellen. Sie müssen sich an Ihr Ziel eines kontinuierlichen täglichen Trainings und einer gesunden Lebensweise erinnern.

Schritt 2: Setzen Sie sich fortgeschrittene Ziele - Sobald Sie Ihr erstes Ziel erreicht haben, müssen Sie ein höheres Level erreichen. Wenn Sie beispielsweise das Ziel von 30 Gehminuten pro Tag bereits erreicht haben, sollten Sie es auf eine Stunde pro Tag ausdehnen. Sie müssen auch kleinere Portionen zu jeder Mahlzeit essen. Für beste Ergebnisse müssen Sie sich von Experten beraten lassen.

Schritt 3: Kennen Sie Ihr ultimatives Ziel - Wenn Sie eine perfekte Figur und ein perfektes Körpergewicht haben wollen, müssen Sie Wege schaffen, um es zu erreichen. Zusätzlich zu den täglichen Routinen müssen Sie lernen, wie man gesunde Lebensmittel kocht, an Fitnessprogrammen und anderen damit verbundenen Aktivitäten teilnimmt.

Schritt 4: Setzen Sie Fristen für Ihre Ziele - Wenn Sie feststellen, dass Sie Ihre endgültigen Ziele kontinuierlich erreichen, müssen Sie sich selbst belohnen. Abhängig von Ihren Vorlieben können Sie einkaufen gehen, einen Wochenendausflug machen, eine Gesichtsbehandlung erhalten und vieles mehr.

Schritt 5: Bleiben Sie motiviert - Obwohl Sie Ihr Hauptziel erreicht haben, müssen Sie täglich Sport treiben und einen gesunden Lebensstil führen. Dies kann helfen, Ihren Körper und Ihr Gewicht so zu halten, wie Sie es wünschen.

Bei der Festlegung von Gewichtsabnahme- und Wartungszielen sollten Sie immer realistisch sein. Das bedeutet, dass Sie keine Aktivitäten aufschreiben müssen, besonders wenn Sie sie wirklich nicht ausführen können. Während der ersten Woche des Gewichtsabnahme-Programms, stellen Sie sicher, dass Sie es tun können und dass Sie genügend Zeit haben, alle damit verbundenen Übungen zu machen.

Wenn Sie wissen, wie man Gewichtsabnahme- und Wartungsziele setzt, müssen Sie sich keine Sorgen um Ihre täglichen Aktivitäten machen. Da Sie alle Aktivitäten, die Sie durchführen müssen, aufschreiben müssen, werden Sie immer darüber informiert, wie Sie mehr Gewicht reduzieren können.

Am Ende Ihrer genauen Ziele müssen

Sie nicht Ihre Freunde oder andere Experten nach dem Ziel fragen, das Sie wirklich erreichen wollen. Daher ist es für Sie einfach, Wege zu finden, Ihre bevorzugten Ziele zu erreichen.

Essen lernen.....

Recht zu essen bedeutet nicht, dass Sie strenge Ernährungspläne einhalten müssen. Wenn Sie die richtige Menge und Art von Lebensmitteln essen wollen, müssen Sie nur die verschiedenen Lebensmittel kennen, die mit perfekten Nährstoffen belastet sind. Sie können dies tun, indem Sie Experten um Hilfe bitten oder Gesundheitsbücher lesen.

➢ *Ausreichende Ernährung zur Gewichtsabnahme*

Wenn Sie abnehmen wollen, sollten Sie sich auf Ihre täglichen Mahlzeiten konzentrieren. Sie müssen nicht nur die Lebensmittel kennen, die Sie essen müssen, sondern auch die Lebensmittel, die Ihre Gewichtszunahme auslösen können. Anstatt sich darüber Gedanken zu machen, hier sind einige Tipps, die Sie beachten sollten:

- Kennen Sie die genauen Lebensmittel, die Sie essen müssen - Einige Menschen verzichten auf das Essen, um ihr Gewicht zu reduzieren. Dieses System ist nicht empfehlenswert. Wenn du Hunger hast, dann musst du essen, aber mit Einschränkungen. Wenn Sie weiterhin weniger essen, können Sie unter komplizierten gesundheitlichen Problemen wie Müdigkeit leiden.

- Essen Sie mehr frisches Gemüse und Obst - Nützliche Lebensmittel können Ihnen helfen, Gewicht zu verlieren. Diese Lebensmittel sind perfekt, anstatt jeden Tag ungesunde Lebensmittel zu essen. Wenn Sie zu einem gesunden Lebensstil wechseln, erwarten Sie eine Gewichtsabnahme und eine perfekte Körperkondition.

- Vermeiden Sie es, Mahlzeiten auszulassen - Wenn Sie weiterhin Mahlzeiten auslassen, können Sie bei der nächsten Mahlzeit hungriger sein. So viel wie möglich, müssen Sie fünf bis sechs

Mal am Tag essen. Aber, du musst eine kleine Menge essen. Niemals Multitasking betreiben und beim Essen kein Fernsehen schauen. Während Sie essen, setzen Sie sich einfach hin und achten Sie auf Ihr Essen.

- Mehr Wasser trinken - Ihr Körper braucht mehr Wasser. Es wird dringend empfohlen, mehr Wasser zu trinken als Softdrinks zu konsumieren.

Bevor Sie essen, müssen Sie ein wenig Wasser trinken, um Ihre Nahrungsaufnahme zu reduzieren. Dies kann helfen, mehr Körperfett abzubauen.

- Machen Sie ein Tagebuch - Das Erstellen eines Tagebuchs ist eine effektive Möglichkeit, Ihre täglichen Essgewohnheiten zu überwachen. Abhängig von Ihren Lieblingsspeisen, müssen Sie es aufschreiben und Sie wissen genau, wie viel Sie essen.

- Probieren Sie neue Lebensmittel - Selbst wenn Sie planen, Gewicht zu

verlieren, bedeutet das nicht, dass Sie auf das Essen Ihrer Lieblingsspeisen verzichten müssen. Anstatt, die gleichen Arten der Nahrungsmittel immer und immer wieder zu essen, müssen Sie neue, gesunde Rezepte versuchen.

- *Reinigen Sie Ihre Küche* - Bedeutet, dass Sie alle Lebensmittel entfernen müssen, die Ihre normale gesunde Ernährung zerstören können. Kaufen Sie so viel wie möglich nur ein paar Lebensmittel, die von Ihrem Ernährungsberater empfohlen werden. Dies ist ein ausgezeichneter Schritt, um Sie davon abzuhalten, Ihre Lieblingskartoffelchips oder andere ungesunde Lebensmittel zu essen.

Durch Ihr Wissen darüber, wie man gut isst, müssen Sie sich keine Sorgen um Ihr Gewicht und Ihre körperliche Verfassung machen. Du kannst dich leicht motivieren, mehr Fett abzubauen. Wenn Sie immer noch verwirrt sind, wie Sie sich gut ernähren können, können Sie sich gerne an Ihren Ernährungsberater wenden.

Beachten Sie, dass es nichts Falsches daran gibt, dass Sie Essen essen. Stellen Sie nur sicher, dass Sie die richtigen, gesunden Produkte essen. Sie sollten auch Ihre tägliche Einnahme überwachen, um eine Gewichtszunahme zu vermeiden. Wenn Sie motiviert und engagiert für Ihr konkretes Ziel sind, können Sie es erreichen, egal was es kostet.

Alternativen zur Gewichtsabnahme

Um Gewicht zu verlieren, ziehen es einige Menschen vor, Nahrungsergänzungsmittel oder Pillen zu kaufen. Auch andere wollen sich verschiedenen chirurgischen Eingriffen unterziehen. Welche Entscheidungen Sie auch immer treffen, Sie müssen besser darüber informiert sein, wie sie funktionieren.

Wenn Sie sich auf Abnehmtabletten verlassen wollen, sollten Sie jedes der auf dem Markt erhältlichen Ergänzungsmittel untersuchen. In einigen Fällen ziehen es die Menschen vor, teure Pillen zu bekommen, weil sie denken, dass sie effektiver sind als billige. Ob Sie sich für erschwingliche oder teure Typen entscheiden, Sie können ihre genaue

Funktion nicht leicht bestimmen, wenn Sie ihre verschiedenen Inhaltsstoffe nicht verstehen.

Bevor Sie eine Pille oder Ergänzung kaufen, ist die beste Option, die Sie wählen sollten, Ihre Bewertungen zu lesen. Beim Lesen der Kommentare müssen Sie nicht nur eine, sondern mehrere Websites durchsuchen. Je mehr Bewertungen Sie lesen, desto wahrscheinlicher ist es, dass Sie mehr wertvolle Informationen erhalten. Um sicherzustellen, dass Sie eine ideale Art von Gewichtsabnahme-Pille erhalten, ist es am besten, Expertenhilfe zu suchen. Sie können auch Ihre Ärzte nach der genauen Marke und Art der Pille fragen, die Sie einnehmen müssen.

Da Geld eine wichtige Rolle beim Kauf von effektiven Abnehmtabletten spielt, müssen Sie sich nicht auf eine sehr teure Pille verlassen. In der Tat, es gibt mehrere Pillen oder Ergänzungen, die preiswert sind, aber mit effektiven Ergebnissen kommen. Stellen Sie einfach sicher, dass Sie eine Pille mit einer anderen vergleichen, um einen perfekten Kauf zu erzielen.

Wenn Sie Pillen über lokale Pläne oder online kaufen möchten, sollten Sie Ihren Lieblingsladen durchsuchen. Einige Geschäfte sind effektiv und andere nicht. Um sicherzustellen, dass Sie nie von einem Betrugsanbieter getäuscht werden, lesen Sie immer die verschiedenen Erfahrungsberichte Ihrer vergangenen und aktuellen Kunden. Dies kann Ihnen helfen zu entscheiden, ob Ihr gewünschter Shop Ihnen eine ideale Ergänzung bietet oder nicht.

➢ *Wie effektiv ist eine Gewichtsverlustoperation?*

Für diejenigen, die es sich leisten können, ziehen es vor, sich auf chirurgische Verfahren zu verlassen, um überschüssiges Körperfett zu entfernen. Wenn Sie einer von ihnen sind, müssen

Sie den besten Chirurgen finden. Die Suche nach dem besten Chirurgen ist nicht allzu schwierig. Du kannst einen finden, indem du deine vertrauten Freunde um Hilfe bittest. Sie können auch einige Online-Kommentare lesen, um einen zuverlässigen Chirurgen zu finden.

Chirurgische Verfahren zur Gewichtsabnahme sind ebenfalls effektiv. Sie müssen jedoch die Vorschriften Ihres Arztes vor und nach der Operation befolgen. Sie müssen sich auch Ihrer täglichen Aktivitäten bewusst sein, um Nebenwirkungen zu vermeiden.

Ob Sie sich nun chirurgischen Eingriffen unterziehen, Pillen einnehmen oder die natürliche Art und Weise der Gewichtsabnahme praktizieren möchten, Sie können die gewünschten Ergebnisse erzielen. Stellen Sie einfach sicher, dass Sie wissen, wie Sie es genau tun können, um positive Ergebnisse zu erzielen.

Fazit

Hast du überschüssiges Körperfett?
Wenn die Antwort ja ist, haben Sie
wahrscheinlich Ihren eigenen Grund dafür,
mehr Fett zu verbrennen und eine
perfekte Körpergewichtslage zu erreichen:
Warum ziehen es die Menschen vor,
Gewicht zu verlieren? Eine ideale
Körperform und eine Gewichtslage bieten
mehrere Vorteile.

> ### ➤ *Andere Vorteile der*
> ### *Gewichtsabnahme*

- Sexy und attraktiv aussehen -
Wenn Sie immer wieder fragen, warum
die meisten Menschen lieber abnehmen,
geben die meisten von ihnen ähnliche
Antworten. Sowohl Männer als auch
Frauen wollen mehr Körperfett reduzieren,
um sie attraktiver zu machen.

- Schauen Sie gesünder und aktiver

- Wenn Sie planen, Gewicht zu verlieren, müssen Sie nahrhafte Lebensmittel wie Obst und Gemüse essen. Auf diese Weise erreichen Sie eine perfekte Körperform und profitieren gleichzeitig von einem gesunden Lebensstil.

- Sparen Sie mehr Geld - Wenn Sie abnehmen, müssen Sie gesunde Lebensmittel essen. Daher müssen Sie keine Lebensmittel kaufen, die Ihre Essgewohnheiten zerstören können. Dies kann Ihnen helfen, mehr Geld zu sparen.

- Wissen, wie man seinen Gesundheitszustand steuert - Wenn Sie abnehmen wollen, sollten Sie wahrscheinlich mit Ihrem Arzt beginnen. Auf diese Weise lernen Sie einige Dinge über das Abnehmen und ein gesundes Leben.

Mit den verschiedenen Vorteilen der Gewichtsabnahme wird jeder ermutigt, sich mit einer zuverlässigen Ernährung und Trainingsprogrammen zu befassen.

Wie andere müssen Sie sich nicht auf mehrere Programme verlassen. Selbst wenn du weiterhin an verschiedenen Aktivitäten teilnimmst, wird es nie effektiv sein, wenn du keine Selbstkontrolle oder Motivation hast. Achten Sie daher darauf, dass Sie Ihren Zeitplan immer einhalten, um effektive Ergebnisse zu erzielen.

Die Kontrolle der Gewichtsabnahme ist nicht allzu kompliziert. Wenn du ein bestimmtes Ziel hast, musst du nur Wege finden, es zu erreichen. Mit Hilfe des Gewichtsabnahme-Managements werden Sie zu den spezifischen Aktivitäten geführt, die Sie durchführen müssen. Du wirst auch die verschiedenen Lebensmittel kennen, die du essen musst.

Für Anfänger kann es schwierig sein, ihren Zeitplan einzuhalten. Wenn Sie jedoch bestrebt sind, Ihr Ziel zu erreichen, wird alles in Ordnung sein. Aus diesem Grund ziehen die meisten Menschen es vor, mit einem speziellen Überwachungsprogramm abzunehmen.

Machst du dir Sorgen um dein überschüssiges Fett? Wenn ja, dann musst du die Folgen nicht ertragen. Lass dich von anderen Leuten nicht nur wegen deiner körperlichen Erscheinung einschüchtern. Wenn Sie fettleibig sind, dann müssen Sie Wege finden, dies von Hand zu lösen. Durch die Praxis eines Gewichtsverlustplans und -managements wird alles in gutem Zustand sein. Nach einigen Wochen und Monaten werden Sie feststellen, dass Sie mehr Fett verlieren.

Ob Sie abnehmen oder einfach nur eine gesunde Körperform beibehalten wollen, es gibt immer einen bestimmten Weg, dieses Ziel zu erreichen. Nachdem du mehr Fett verbrannt hast, hast du Selbstvertrauen, anderen Menschen gegenüber zu stehen. Es steht dir auch frei, die gewünschte Kleidung zu tragen.

Indem du diesen verschiedenen Leitfäden folgst, kannst du tun, was immer du willst. Also, fangen Sie jetzt an, Ihre tägliche Aktivität zu ändern! Erfahren

Sie, wie Sie einen gesunden Lebensstil praktizieren und wie er sich auf Ihre Gewichtslage auswirkt.

Es ist möglich, gut auszusehen und sich gut zu fühlen. Auch wenn es wie eine gewaltige Aufgabe erscheinen mag, wird es mit der richtigen Führung viel einfacher werden. Solange du eine effektive Routine aufbaust und sie täglich befolgst, wirst du sicherlich Ergebnisse erleben, schäm dich nicht mehr für dich selbst! Beginne dein Leben zu genießen und beginne einen gesünderen Lebensstil zu führen.

Jetzt ja, ich wünsche dir das Beste für deine Ergebnisse, und denk daran, alles ist praktisch; Theorie ohne Handeln nützt dir nichts.

Eine große Umarmung, deine Freundin, Jessy!

Übrigens, wenn Sie Ihre Ergebnisse nach und nach erreichen, empfehle ich Ihnen sehr, wenn Sie viel mehr über Methoden zum Abnehmen lernen wollen, mein Buch "Lernen Sie, Ihren Stoffwechsel zu maximieren", ist ein Buch, das Ihnen sicher viel auf Ihrem Weg zu "guter Gesundheit" helfen wird.

Sie können es ohne weiteres in der Amazon-Suchmaschine finden, nach Titel oder indem Sie nach meinem Namen suchen, wie z.B.: "Jessy M. Brown"..... Ich wünsche Ihnen noch einmal viel Erfolg bei Ihren Ergebnissen!